UN MOT

SUR LE CHOLÉRA-MORBUS,

SUIVI D'UNE

INSTRUCTION PRATIQUE

SUR LES MOYENS

DE LE PRÉVENIR, DE S'EN PRÉSERVER, DE LE COMBATTRE.

Prix : 50 centimes.

SE VEND :

A ÉPINAL, CHEZ PELLERIN, IMPRIMEUR-LIBRAIRE,

Et chez tous les Libraires du département.

UN MOT
SUR LE CHOLÉRA-MORBUS,

SUIVI D'UNE

INSTRUCTION PRATIQUE

SUR LES MOYENS

DE LE PRÉVENIR, DE S'EN PRÉSERVER, DE LE COMBATTRE;

Par le Docteur HAXO,

Chirurgien en chef de l'Hospice Saint-Maurice d'Epinal, Membre du Conseil d'hygiène et de salubrité publiques, Secrétaire perpétuel de la Société d'émulation des Vosges.

> Quand on cède à la peur du mal, on ressent déjà le mal de la peur.
>
> FIGARO.—BAUMARCHAIS.

DEPUIS sa terrible apparition en France en 1852, le choléra-morbus n'a cessé d'être l'effroi des populations. Au moindre vent d'une épidémie quelconque, chacun s'émeut, et l'on se demande avec anxiété si c'est encore le fléau asiatique qui vient nous visiter. La fièvre typhoïde elle-même, malgré ses nombreux ravages, n'a pas au même point le privilége de saisir les imaginations et de frapper les esprits; c'est à peine si la peste elle-même occasionnait autant d'alarmes chez les peuples orientaux, lorsqu'elle les décimait à époques fixes, qu'en fait naître le choléra au sein de toutes les classes de la société, particulièrement dans les campagnes.

Est-ce donc que le choléra fasse en définitive plus de victimes que la maladie que j'ai nommée plus haut? je ne le crois pas : si l'on pouvait faire le relevé des personnes qui ont succombé à la fièvre typhoïde, par exemple, afin de le comparer au nombre de celles qui ont été emportées par le choléra, je suis convaincu que le bilan de la première de ces maladies l'emporterait sur celui de la seconde; mais la crainte qu'inspire celle-ci tient surtout à son invasion spontanée, inattendue, à sa marche rapide, à l'intensité, à la soudaineté des symptômes qui la caractérisent. Qu'une épidémie de fièvre typhoïde se déclare dans certaines localités, elle a déjà fait bien des ravages avant qu'on se soit préoccupé de sa présence. Ses commencements n'ont, d'habitude, rien qui les distingue absolument de ceux d'une affection grave ordinaire; sa marche est lente, et il s'en faut bien que ce soit dans l'acuité du mal, à son plus haut paroxisme, qu'il entraîne plus souvent la mort de ceux qu'il a frappés. Il meurt peut-être plus de typhoïques au déclin de la maladie, alors que toute fièvre a cessé et que la convalescence semble imminente, que lorsque règnent les symptômes les plus alarmants : et puis c'est une affection de longue durée, redoutable sans doute, et trop souvent mortelle, mais dont la marche n'a rien qui effraie par sa rapidité, dont l'issue, même malheureuse, ne surprend qu'à demi, précisément parce qu'on a eu le temps de s'y préparer et de la prévoir.

Le choléra, au contraire, annonce sa venue par la rapidité de ses coups. On le croit à cent lieues, qu'il éclate au sein d'une population. Il ne frappe pas, il foudroie pour ainsi dire; il entasse victimes sur victimes, et semble, par l'instantanéité des catastrophes qu'il cause, par la bizarrerie de sa marche, par son mode mystérieux de propagation, se jouer de tous les calculs, tromper toutes les prévisions, rendre vaines toutes les précautions dont on s'environne à son approche.

C'est ce qui explique la frayeur qu'il inspire et l'attitude stupéfaite des populations qu'il envahit. C'est particulièrement dans les contrées qu'il a jusqu'à présent respectées qu'il cause le plus de terreur s'il vient à y apparaître. C'est un ennemi inconnu avec lequel on ne s'est pas encore mesuré ; il est tout simple qu'on le redoute au plus haut point, surtout quand il est précédé d'une aussi mauvaise réputation.

Cependant une chose devrait rassurer, même les plus timides, et si la peur raisonnait, ne devrait-on pas se dire qu'à Paris, où l'on a vu si souvent le choléra, où, pour dire vrai, on ne cesse jamais de le voir, on a pourtant cessé, non pas de le fuir et de chercher à s'en préserver, mais de le craindre outre mesure, et de se laisser abattre par la seule appréhension de son voisinage.

En effet, quand on le voit de près, quand on ose l'envisager pour ainsi dire face à face, et mesurer ses proportions si fort exagérées par la peur, on reste bientôt convaincu qu'après tout, le choléra n'est aussi redoutable que parce qu'on semble oublier de se défendre contre lui. Sans doute il frappe inopinément, et peut en quelques heures venir à bout de la plus puissante organisation ; mais on a remarqué que partout où l'on organise promptement les mesures à lui opposer, sa marche est bien moins terrible, ses ravages moins nombreux et surtout moins prolongés ; qu'en un mot, les cas de guérison sont en raison de la promptitude des secours, en rapport avec la manière intelligente dont ils sont administrés. Qu'on se figure un incendie qui éclate, si tout le monde y court, qu'on forme promptement la chaîne et qu'on fasse arriver l'eau, il est bientôt éteint; mais que chacun reste chez soi et qu'on laisse brûler, toute la ville y passera. C'est l'histoire du choléra. Si, au lieu de secourir son voisin, son ami, son parent dès qu'il ressent les premières atteintes, on ferme sa porte et on se calfeutre sous prétexte qu'on craint la *contagion*, le voisin, l'ami, le parent devient plus malade et succombe; mais le lendemain, l'épidémie gagne, et malgré la porte fermée, les fenêtres hermétiquement closes, il pénètre dans la demeure de l'indifférent, de l'égoïste, du peureux, qui succombe à son tour victime de son incurie, en dépit du chlore, du camphre et de tous les préservatifs dont il a cru se faire un rempart contre l'ennemi commun.

Tout cela vient de ce qu'on se fait du choléra une très-fausse idée, qu'on se figure que toute précaution est inutile contre lui, que c'est une maladie qui tue inévitablement tous ceux qui en sont atteints. Hé bien c'est là une très-grande erreur qu'il est important de détruire, puisqu'elle a pour effet de paralyser les courages et d'ôter jusqu'à la moindre envie de se défendre.

Il en est du choléra comme de la guerre; tous ceux qui la font ne sont pas nécessairement blessés, et tous les blessés ne meurent pas. Où en serait cependant un général d'armée si, au moment d'une bataille, chaque soldat cédant à la peur, et se croyant mort d'avance, lâchait pied et désertait son poste? la déroute serait inévitable et l'ennemi aurait beau jeu. Hé bien nous sommes absolument dans la même position : la bataille c'est l'invasion de l'épidémie, l'armée c'est la population, l'ennemi c'est le choléra. Nous

laisserous-nous abattre sans même brûler une amorce ?
allons-nous fuir tous, comme de mauvais soldats, sans
même essayer de nous défendre ? Cette conduite honteuse
et sans excuse ne nous sauverait même pas, car le choléra
atteint aussi bien et même plutôt les poltrons qui se cachent,
que les hommes de cœur qui l'affrontent et le bravent.
Voyez les médecins, les sœurs de charité, les ecclésiasti-
ques, les personnes qui se vouent au service des malades,
les fonctionnaires qui, esclaves de leur devoir, ne craignent
pas de se jeter au centre du foyer d'infection, pour ranimer
les courages et donner l'exemple du dévouement ; sont-ils
pour cela plus exposés au mal, plus souvent victimes de la
maladie ? Non, au contraire, leur courage, leur résolution
les mettent le plus souvent à l'abri de toute atteinte.

Il y a longtemps qu'on l'a dit : *Aide-toi, le ciel t'aidera.*
La Providence n'abandonne que ceux qui s'abandonnent
eux-mêmes, et il faut que ceux qui ont peur se persuadent
bien qu'ils sont les plus exposés ; car la peur a pour premier
effet de déprimer les forces et de vous livrer pieds et poings
liés à l'épidémie régnante. L'énergie, la force morale sont
les meilleurs préservatifs, et les plus courageux sont ceux
qui ont le plus de chances d'éviter le danger. L'expérience
démontre chaque jour cette vérité, et les preuves de ce que
j'avance se renouvellent à chaque instant sous nos yeux.

Bien des personnes, pour échapper à la maladie, ne se
contentent pas de s'enfermer chez elles, d'intercepter toute
communication entr'elles et les malades ou les personnes qui
les soignent ; on en cite qui se mettent au régime, et ne
vivent plus que dans une atmosphère de chlore, de camphre, d'aromates de toute espèce ; qui se droguent, se
purgent, se ruinent en un mot la santé, sous prétexte d'é-
viter un mal qu'elles eussent plus sûrement conjuré en ne

changeant rien à leur manière ordinaire de vivre. C'est là un grand tort, une erreur qui peut devenir funeste. Ce qu'il y a de mieux à faire, c'est de ne rien changer à ses habitudes, si elles sont bonnes, c'est-à-dire si l'on est tempérant, modéré dans son régime, sage dans sa conduite. Les viveurs par exemple, les habitués de café et de cabaret, feront bien de renoncer aux excitants, et de quitter l'usage des liqueurs fortes, qui prédisposent merveilleusement aux affections des voies digestives ; mais les personnes dont le régime habituel est doux et modéré, n'ont aucune raison pour en changer. Se mettre à la diète par précaution ou à l'usage d'aliments autres que ceux dont on fait sa consommation journalière, de peur de se charger l'estomac, c'est imiter ces malades imaginaires qui prennent des remèdes contre les maladies à venir.

On ne saurait aussi trop prémunir les gens contre les donneurs de conseils qui vont partout semant l'alarme, et voyent dans la plus simple colique une attaque de choléra. Il ne faut pas perdre de vue qu'en cette saison de l'année, les affections légères des voies digestives sont plus communes qu'en aucun autre temps, et qu'il n'est pas toujours facile de s'en préserver, quelque soit la prudence ou la circonspection dont on use. En effet, n'est-ce pas à ce moment que les légumes frais, que les fruits de la saison entrent en plus grande abondance dans le régime de chacun, et ne sait-on pas que ces aliments sont plus relâchants qu'une nourriture plus substantielle, que la viande par exemple ? Un peu plus tard, les pommes de terre nouvelles (1), le pain fait avec la farine

(1) Les pommes de terre nouvelles vont devenir d'autant plus abondantes sur les marchés, que la provision des anciennes est épuisée, et que les premières qu'on met en vente sont toujours pour les marchands une source assurée de bénéfices. J'appelle sur ce point l'attention des consommateurs et de la police.

provenant du froment nouvellement récolté, surtout dans une année pluvieuse comme celle-ci, les fruits qui vont devenir plus communs et moins chers, tout cela n'apportera-t-il pas de nouvelles perturbations dans les fonctions digestives ? Faudra-t-il pour cela se croire atteint de l'épidémie, et un peu de relâchement devra-t-il être considéré comme une atteinte ou même une menace de choléra ? Assurément non, chaque année ces faits se renouvellent, et, avec un peu de prudence, ils se réduisent à peu de chose. Non pas que je veuille dire qu'il faille négliger ces légers dérangements, qui surviennent souvent même au milieu de la vie la plus réglée, avec le régime le plus simple et le moins excitant ; au contraire, il faut y veiller avec soin, et prendre à cet égard toutes les précautions qu'indique la prudence ; je veux dire seulement qu'il ne faut pas se les exagérer, et se croire sérieusement malade ou atteint du choléra toutes les fois qu'on les éprouvera.

Du reste il n'y a pas à s'y tromper, le choléra débute de manière à ne pas donner lieu à la moindre méprise ; le froid glacial qui s'empare du corps et des extrémités suffirait pour qu'on ne prît pas le change, surtout quand des coliques violentes et des crampes viennent se joindre à ces premiers symptômes. C'est alors qu'il faut agir énergiquement et avec résolution. Dès qu'un individu est atteint de cette manière, il faut rappeler par tous moyens la chaleur à la peau, et pour cela rien ne doit être négligé, c'est là le point essentiel du traitement. Un lit bien chaud, bien couvert, des frictions sèches avec une flanelle dont on se fait un gant, en ayant bien soin de ne pas découvrir le malade, des fers à repasser bien chauds, des cruchons d'eau chaude, du sable chaud, des infusions aromatiques de menthe, de mélisse, de tilleul, de lierre terrestre, de thé ordinaire, etc. ;

puis des lavements d'eau de riz, avec addition d'une cuillerée d'amidon et de dix à quinze gouttes de laudanum : tels sont les premiers secours à donner en attendant que le médecin arrive et remplisse les autres indications qui peuvent se présenter.

Si à cet ensemble de symptômes il vient à se joindre des vomissements, tout en tenant un compte sérieux de cette complication, il ne faut pourtant pas la considérer comme très-fâcheuse ; car on croit avoir remarqué que parmi les cholériques, ceux qui vomissent sont précisément ceux qui ont le plus de chances de s'en tirer.

Tout semble avoir été dit sur le choléra ; un si grand nombre de monographies ont été écrites sur cette affection, qu'il peut paraître au moins inutile, peut-être même ridicule, de publier à ce sujet de nouveaux documents. Mais c'est précisément à cause du grand nombre de descriptions qui ont été faites de cette maladie, des conseils sans nombre qui ont été donnés à son sujet, des remèdes à l'infini qui ont été indiqués, qu'il est nécessaire de faire un choix, et d'appeler l'attention du public sur un très-petit nombre d'indications faciles à exécuter et de nature à parer promptement aux premiers dangers. C'est là le but de ce petit écrit ; je l'adresse spécialement à toutes les personnes qui, dans les communes, sont ordinairement appelées à donner leurs conseils, et aux lumières desquelles les habitants ont coutume d'avoir recours : curés, maires, instituteurs, sœurs d'école ou de charité, fonctionnaires publics, toutes personnes plus éclairées et dont l'intervention manque rarement d'être réclamée de prime abord, surtout en temps d'épidémie ou de calamité quelconque. Il importe que toutes sachent à quoi s'en tenir sur les caractères propres du choléra, et sur les moyens à mettre en usage en attendant l'arrivée du médecin, qu'il sera toujours prudent d'avertir le plutôt possible.

Dans ce but, je ne crois pouvoir mieux faire que de reproduire ici une instruction émanant du Comité consultatif d'hygiène publique, que M. le Préfet des Vosges a fait publier dans le Recueil des actes administratifs, nº 50, et auquel il ne manque que d'être plus universellement répandu.

Après quelques indications sur les mesures à prendre dans les communes en prévision du choléra, le document en question continue ainsi :

« Les soins hygiéniques, si utiles dans tous les temps pour la conservation de la santé, deviennent surtout nécessaires à l'époque des épidémics.

» Au premier rang des mesures à prescrire se place l'assainissement des habitations, surtout pour les populations compactes, agglomérées et sédentaires.

» Si les habitants des campagnes, qui occupent des maisons isolées, qui passent la plus grande partie de leur temps dans les champs, peuvent, sans de grands dangers, séjourner dans des conditions qui paraissent peu salubres, il n'en est pas de même des ouvriers réunis dans de grands ateliers, où ils résident pendant la plus grande partie de la journée, ou qui sont logés en commun dans les maisons qui les reçoivent pendant la nuit.

» Les salles d'asile, les écoles publiques et tous les lieux de réunion devront particulièrement fixer, sous ce point de vue, l'attention de l'autorité.

» Il est impossible de prescrire, quant aux moyens d'exécution, aucune mesure de détail ; elles devront être prises sur les lieux par les commissions de salubrité, et dans la limite de l'influence qu'elles pourront exercer ; car il ne servirait de rien de faire des prescriptions qui devraient rester sans effet, soit en raison de l'insuffisance des ressources dont on pourrait disposer, soit en raison des habitudes ou des préjugés mêmes des citoyens auxquels elles s'appliqueraient.

» Le but qu'on doit se proposer pour arriver à l'assainissement des habitations, tout en laissant, pour chaque cas particulier, les moyens d'exécution à l'appréciation des commissions sanitaires, comme il a été dit plus haut, est de donner aux habitations le plus de lumière possible, d'y faire arriver l'air en quantité suffisante, de le renouveler par une ventilation bien entendue, soit au moyen de cheminées, soit par la possibilité et l'obligation de tenir ouvertes, pendant un certain temps et à des époques convenables, les portes ou les fenêtres qui communiquent avec l'air extérieur.

» Il ne faut pas oublier, toutefois, que cette ventilation, pour être utile, ne doit point déterminer des courants d'air trop rapides, ou produire un refroidissement qui pourrait être préjudiciable à la santé.

» La propreté des habitations et surtout l'absence de l'humidité sont deux conditions qu'on ne saurait trop recommander : les indiquer, c'est implicitement faire connaître les moyens qu'on doit employer pour en assurer l'existence.

» On devra donc veiller au nettoiement non-seulement des rues, mais aussi des cours, des passages, des allées, des cabinets d'aisance ; faire gratter les parties du sol et des murs qui sont imprégnées de matières organiques en décomposition ; faire laver, si c'est nécessaire, soit avec de l'eau, soit même avec de l'eau chlorurée, les portions les plus infectes des habitations, et faire blanchir les murs à la chaux, lorsqu'on le jugera convenable.

» Il faudra éviter ou éloigner, autant que possible, les dépôts de fumier (1) et les amas de matières végétales en décomposition, donner un écoulement aux eaux stagnantes dans le voisinage des habitations, et tenir dans un état de propreté convenable les ruisseaux, les étables et les écuries, et, à plus forte raison, éviter que des hommes et des animaux séjournent simultanément, comme cela se voit quelquefois, dans des réduits obscurs, humides et resserrés.

» A l'égard du régime à suivre et des occupations habituelles, il est important que les populations soient bien convaincues qu'il n'y a aucune profession qui soit de nature à faire naître le choléra, comme il n'y a aucune position sociale qui mette à l'abri de ses atteintes.

» Cependant, il est un fait qui ressort de toutes les observations faites jusqu'ici, c'est que l'ivrognerie, l'intempérance, les excès en tout genre paraissent prédisposer à la maladie et rendre ses attaques plus graves.

» Il en est de même des craintes exagérées que l'on pourrait concevoir, des précautions excessives que l'on pourrait prendre : le calme de l'esprit, le courage, la confiance, sont les dispositions morales les plus efficaces à opposer au choléra, comme la tempérance et la régularité dans toutes les habitudes de la vie, sont les conditions physiques les plus favorables dans lesquelles on puisse se placer pour affaiblir ou éviter ses attaques.

---

(1) Pour faire juger de l'importance de cette prescription, il suffit de parcourir quelques-unes de nos communes rurales ; on pourra s'assurer que devant chaque habitation, le plus souvent en face de la porte d'entrée ou des fenêtres du poêle, est déposé un énorme amas de fumier, et que le purin qui en découle se répand de chaque côté, et séjourne sur le sol qu'il imprègne, ce qui répand une odeur infecte très-préjudiciable en tout temps à la santé des habitants, surtout en temps d'épidémie et pendant les grandes chaleurs.

» On ne saurait prescrire aucun régime alimentaire ni exclure aucune substance de l'alimentation ordinaire; il n'en est aucune qui doive être proscrite d'une manière absolue.

» Le régime qu'on a l'habitude de suivre et dont on se trouve bien, est toujours bon; il y aurait inconvénient à le changer en temps d'épidémie, dans l'espoir d'en trouver un meilleur.

» C'est aux médecins qui connaissent la manière de vivre habituelle des populations qu'il appartient de leur indiquer les modifications qu'elles pourraient utilement y apporter; il en est de même en ce qui concerne les boissons, dont l'excès est à craindre bien plus que la qualité.

» On ne saurait trop insister, à cette occasion, sur les déplorables effets qui résultent de l'abus des liqueurs spiritueuses, dans les départements du nord de la France en particulier.

» A l'égard des vêtements, sans sortir de ses habitudes, il est bon de se vêtir avec un peu plus de précautions qu'on ne le ferait en temps ordinaire; il serait, par conséquent, utile que les commissions sanitaires pussent disposer de quelques objets de vêtements, de ceintures de flanelle, et particulièrement de chaussures telles que sabots, chaussons, qui, sans être très-dispendieux, pourraient être d'un très-bon effet dans la saison où nous entrons, pour éloigner les chances de la maladie.

» Les distributions de combustibles à ceux qui ne peuvent pas s'en procurer seraient aussi une mesure très-bien entendue.

» Le feu, dans l'intérieur des habitations, a non-seulement pour résultat d'y entretenir une température convenable, mais il y renouvelle l'air, il diminue l'humidité et concourt ainsi puissamment à leur assainissement.

Conduite à tenir avant l'arrivée du médecin à l'égard des personnes supposées atteintes du choléra.

» *Le choléra n'est point une maladie contagieuse; elle ne se transmet point par le contact;* l'on peut, par conséquent, donner sans crainte aux personnes qui en sont atteintes les soins que leur état réclame.

» Il serait à désirer que cette opinion, qui résulte de l'expérience acquise pendant l'épidémie de 1832, et de tous les renseignements recueillis dans les diverses parties de l'Europe visitées par le choléra, fût propagée, en raison de la sécurité qu'elle donne aux malades, assurés de n'être point délaissés sous l'influence d'une crainte aussi funeste, qu'elle serait peu fondée.

» Les Préfets doivent cependant être prévenus que si l'expérience a prouvé surabondamment que le simple contact ou même la fréquentation habituelle des cholériques n'est pas capable de donner le choléra, cependant il est d'observation générale, en fait d'épidémies, que l'accumulation des malades dans des locaux étroits, humides, mal aérés, en un mot, dans de mauvaises conditions hygiéniques, peut favoriser beaucoup et l'intensité de la maladie et sa propagation dans les localités adjacentes.

» Les commissions sanitaires, les administrateurs, devront s'efforcer, non-seulement dans l'intérêt des malades, mais aussi dans l'intérêt de la santé publique, dont ils sont les gardiens, de les faire retirer des habitations malsaines dans lesquelles ils pourraient se trouver, et de les faire transporter dans des locaux mieux disposés : les soins qu'y recevront les malades seront plus efficaces pour eux-mêmes, et l'on diminuera le danger de voir la maladie s'étendre.

» L'expérience prouve que pendant les épidémies de choléra on voit se produire, chez beaucoup de personnes, des dérangements dans les fonctions digestives ; ces dérangements, ordinairement passagers, ne sont pas le choléra, mais ils peuvent y conduire, lorsqu'ils sont négligés : il y a donc le plus grand intérêt à les prévenir ou à les réprimer dès qu'ils apparaissent.

» Il est nécessaire d'insister beaucoup sur ces faits, et de ne pas craindre, dans les instructions que pourront donner les commissions ou les autorités locales, d'entrer dans tous les détails que réclament des populations en général peu éclairées et peu soucieuses des intérêts de leur santé.

» Toute personne atteinte de douleurs d'estomac, de coliques, de diarrhée, devra, avant toute chose, et lors même que ces symptômes sembleraient n'avoir aucune gravité, porter une grande attention sur la nature de ses aliments, en restreindre beaucoup la quantité, ou même s'en abstenir complétement, suivant l'urgence ; elle devra éviter la fatigue, le froid, l'humidité, se vêtir chaudement, s'entourer le ventre d'une ceinture de flanelle, afin d'éviter, autant que possible, le refroidissement de cette partie du corps, et prendre quelques légères infusions de thé ou de plantes aromatiques (*Sauge, mélisse, camomille, lierre terrestre*).

» Dans le cas où l'indisposition ne céderait pas promptement, on ne doit pas craindre de faire appeler le médecin.

» Il est très-rare que les attaques elles-mêmes de choléra ne soient pas annoncées par quelques symptômes précurseurs ; ces symptômes sont précisément de la nature de ceux dont nous venons de parler ; ils affectent surtout et d'abord l'appareil digestif, c'est-à-dire l'estomac et les intestins : il est d'autant plus facile de se rendre maître de ces premiers symptômes et de la maladie elle-même, qu'on agit plus promptement.

» En général, dans cette première période, la maladie ne résiste pas à des soins bien entendus ; la promptitude des secours est ici le premier élément de succès, et comme ces secours peuvent être administrés par toute personne intelligente, il serait à désirer que les commissions sanitaires eussent toujours à la portée des prisons, des salles d'asile, des écoles, des dépôts de mendicité, dans les quartiers pauvres et populeux, une personne telle qu'une garde-malade, un infirmier, ou même une personne étrangère, par profession, au service des malades, mais intelligente et munie d'une instruction *ad hoc*, qui donnerait les premiers soins, en attendant le médecin.

» Si les prescriptions plutôt hygiéniques que médicales indiquées plus haut ne suffisent pas pour arrêter les dérangements observés ; si la diarrhée persiste ; si la douleur augmente, et surtout s'il s'y joint des vomissements, des frissons, le refroidissement des extrémités, ou si ces mêmes symptômes se déclarent brusquement sans aucun signe précurseur, comme on l'a remarqué chez quelques personnes, ce qu'il y aurait à faire serait de coucher immédiatement le malade dans un lit chaud, entre des couvertures de laine ; de placer des briques chaudes, des sachets de sable chaud ou des bouteilles d'eau chaude à ses pieds, d'appliquer des serviettes chaudes sur le ventre et sur l'estomac ; de faire des frictions sur les membres avec de la flanelle imprégnée de quelques matières excitantes, telles que l'alcool, l'eau-de-vie, l'huile ou l'eau-de-vie camphrées ; de faire prendre, à demi-heure d'intervalle, des boissons chaudes, légèrement toniques ou aromatiques, telles que des infusions de thé ou de camomille ; rappeler la chaleur aux extrémités, au moyen de cataplasmes de farine de lin saupoudrée d'un peu de farine de moutarde ; éviter toutes les causes de refroidissement, et donner des

quarts de lavement avec l'eau de riz, l'amidon ou la décoction de guimauve, auxquels on ajoutera la décoction d'une
tête de pavot : il vaudrait mieux, si le malade ne pouvait
pas les garder, en donner un second ou même un troisième,
que de donner en une fois un lavement entier, qui serait
difficilement supporté.

» Lorsqu'aux symptômes précédents se joignent des douleurs de tête, des crampes dans les membres, la persistance
ou l'envahissement du froid sur une grande étendue du corps,
si la langue devient froide, les yeux caves et cernés, la peau
bleuâtre à la face et aux mains, ces indices d'une plus grande
gravité dans la maladie ne doivent pas faire négliger l'emploi
des moyens que nous avons indiqués ; ils sont une raison,
au contraire, pour les appliquer avec plus d'énergie et de
persévérance, jusqu'à ce que le médecin, qu'on doit se hâter
de faire venir, soit arrivé.

» Les personnes qui donnent ces premiers soins ne doivent
pas se décourager, lors même qu'ils paraîtraient ne pas
amener une grande amélioration dans la position des malades.

» Le but qu'on doit se proposer, c'est de réchauffer le
malade, de rétablir la circulation et les mouvements du cœur;
et ce n'est, ordinairement, qu'au bout d'un temps assez long
que ce résultat peut être atteint. Il est donc indispensable de
persévérer sans interruption dans l'emploi des moyens indiqués, jusqu'à ce qu'on soit parvenu à produire le retour
à la chaleur naturelle, qui est l'indice d'une réaction en
général favorable.

» C'est dans cette nouvelle période surtout qu'il est indispensable de confier le malade aux soins d'un médecin : les
indications à remplir ne pouvant plus être, dès ce moment,
appréciées que par un homme de l'art, il deviendrait inutile
et même dangereux de donner, pour cette époque de la ma-

ladie, des instructions qui ne seraient pas comprises ou qui pourraient être mal appliquées. »

Tel est l'ensemble des mesures conseillées par le Comité consultatif d'hygiène publique; je ne crois pas qu'il soit possible d'être à la fois plus clair, plus net et plus concis. On fera donc bien de s'y conformer exactement à l'occasion, et les personnes qui croiraient devoir prendre sur elles de prescrire l'emploi d'autres moyens, ne devront pas perdre de vue qu'elles engageraient sérieusement ainsi leur responsabilité. On aurait beau d'ailleurs relire d'un bout à l'autre les nombreux ouvrages publiés sur le choléra, on n'en tirerait d'autre fruit que d'embrouiller ses propres idées, et de jeter l'incertitude dans son esprit sur le plus ou moins de valeur des innombrables prescriptions qui ont été imaginées pour le traitement du choléra.

Tout se résume au reste en deux ou trois indications principales qu'il s'agit de remplir : *rappeler la chaleur à la peau, combattre les coliques et les évacuations alvines, faire cesser les crampes*; tel est en définitive l'essentiel du traitement, et si l'on veut bien se donner la peine de lire attentivement le document officiel que j'ai reproduit dans toute son étendue, l'on restera convaincu qu'il a prévu tous les cas, pourvu à toutes les éventualités, indiqué les moyens les plus sûrs et les plus expéditifs.

Il n'est peut-être pas sans utilité de mettre aussi sous les yeux des lecteurs une instruction très-succinte, émanant d'un médecin fort expérimenté de la Haute-Marne, M. le docteur Abel Robert, médecin de l'hôpital de Chaumont, qui, à diverses reprises, a eu à combattre des épidémies de choléra. Cela servira de point de comparaison, et l'on verra que M. le docteur Robert ne s'éloigne ni de l'esprit ni de la lettre de l'instruction publiée par le Comité consultatif d'hygiène, que nous citons plus haut. Voici ce qu'il dit :

« Avant d'exposer les symptômes de l'épidémie, il n'est pas inutile de dire qu'il est prouvé *que la maladie n'est nullement contagieuse.* Si ce fléau nous désole, il resserrera donc au lieu de les désunir les liens de famille et d'amitié, et la crainte de respirer la mort près des malades ne viendra point empoisonner les soins que le dévouement leur prodiguera.

» L'expérience a démontré que le plus souvent le choléra est précédé de dérangements d'entrailles qui, négligés, amènent le développement complet de la maladie, et qui, supprimés, en enrayent totalement la marche. Ces dérangements consistent en borborygmes (gargouillements), perte d'appétit, diarrhée. Il faut donc insister sur le traitement de cette affection, quelque légère qu'elle paraisse. — Diète et demi-diète. — Faire usage d'une tisane préparée avec une cuillerée à bouche de riz bouilli dans un litre d'eau jusqu'à réduction d'un quart. — Prendre soir et matin un lavement composé ainsi qu'il suit :

» *Eau commune*, un verre et demi ;
» *Amidon*, une cuillerée à bouche ;
» *Laudanum de Sydenham*, dix gouttes (*ou une tête de pavot* préalablement bouillie dans une demi bouteille d'eau).

» Si, malgré ces premières précautions, la diarrhée augmente, s'il survient des envies de vomir, de l'affaiblissement des forces musculaires et de l'intelligence, on demandera avis à un médecin qui verra s'il y a lieu de recourir aux évacuants.

» Le choléra ayant été constamment partagé par deux époques distinctes caractérisées par un degré différent d'intensité, nous croyons nécessaire d'en exposer séparément les symptômes et le traitement.

PREMIÈRE ÉPOQUE.

» **Première période** (*ou du froid*). — **Après** avoir éprouvé plus ou moins longtemps de la diarrhée où même en plein état de santé, les malades sont pris, le plus souvent la nuit, d'oppressions violentes, de douleurs vives au creux de l'estomac; ils ont des nausées, puis des vomissements violents, des évacuations alvines fréquentes. La matière des déjections, facile à reconnaître, est blanche et semblable à l'eau de riz. En même temps la circulation se ralentit, les battements du cœur se font à peine sentir, le froid s'empare de toute l'habitude du corps, les extrémités se colorent en violet foncé; il survient, à cette époque, soit quelques heures plus tard, des crampes violentes; les malades éprouvent un besoin d'uriner continuel et ne peuvent le satisfaire; le timbre de la voix s'altère; la face a un caractère particulier qu'on ne peut méconnaître : elle est terreuse, légèrement violacée et exprime la souffrance et l'abattement; les yeux sont ternes et comme enfoncés dans leurs orbites; un cercle bleuâtre les entoure.

» Le choléra précédé ou non de diarrhée, étant confirmé et commençant par la période de froid, l'indication naturelle est de chercher à rappeler la chaleur et à ranimer la circulation.

» Les moyens à employer sont extérieurs et intérieurs.

» **Moyens extérieurs**. — **On** couvrira le malade de couvertures de laine, on l'entourera de fers à repasser bien chauffés; de briques ou plutôt de cruchons de grès remplis d'eau bouillante et enveloppés de linges, de cataplasmes saupoudrés de farine de moutarde.

» Nous ne conseillons pas les frictions, soit ammoniacales, soit camphrées ; les bons effets qu'elles pourraient produire sont plus que neutralisés par la nécessité de découvrir le malade (1).

» Moyens intérieurs. — Toutes les demi-heures, tasse à café d'infusion de thé, à laquelle on ajoutera demi-cuillerée de rhum ou de kirsch ; alternant avec demi-tasse d'infusion de tilleul, à laquelle on mêlera six gouttes d'acétate d'ammoniaque. Si, comme cela arrive souvent, les malades les refusent ou les vomissent, on les donnera froides. On suspendra ces moyens aussitôt que la chaleur et la circulation se ranimeront ou que le malade éprouvera des tiraillements douloureux dans l'estomac.

» Si, en prenant ces infusions, chaudes ou refroidies, les malades sont tourmentés par la soif, on leur donnera en petite quantité et fréquemment de l'eau aussi froide que possible. Lorsque des crampes surviennent, on appliquera sur les membres où elles se développent des sinapismes composés avec partie égale de farine de graines de lin et de farine de moutarde. On les laisse une demi-heure, puis on les change de place.

» On suspendra les évacuations alvines au moyen d'un lavement composé ainsi qu'il suit et administré de six heures en six heures :

» *Amidon*, une cuillerée et demie.
» *Laudanum de Sydenham*, vingt gouttes.
» *Eau commune*, un verre et demi.

---

(1) Il est facile de faire des frictions sur les membres inférieurs surtout, sans découvrir le malade. Une flanelle, dans laquelle on fourre la main comme si c'était un gant, me paraît être le meilleur moyen, et je n'hésite pas d'en recommander l'emploi.

» Les astringents, soit extrait de Ratanhia, soit autres, ne doivent pas être employés sans l'avis du médecin.

» DEUXIÈME PÉRIODE (*de réaction ou de chaleur*). — A la période de froid succède celle qu'on est convenu d'appeler de réaction. Lorsqu'elle s'est opérée par les effets de l'art ou de la nature, la peau se réchauffe graduellement et perd un peu de sa couleur, le pouls se relève et prend de la fréquence, le regard se ranime, le visage se colore, mais conserve toujours l'air d'étonnement; une soif ardente s'allume avec appétence pour les boissons froides; les crampes persistent ainsi que les vomissements et les évacuations.

» *Traitement.* Lorsque la réaction sera opérée, on suspendra l'emploi des excitants, on donnera pour boisson de la limonade froide, et s'il est possible de la glace sucrée; — de *l'eau gazeuse* (elle peut être donnée contre les vomissements à toutes les époques de la maladie). — Si la circulation est trop rapide, si l'oppression augmente, on pourra pratiquer une saignée générale ou plutôt une application de 15 ou 20 sangsues à l'épigastre. S'il se développe des douleurs, soit dans les flancs, soit dans toute autre partie de l'abdomen, on y appliquera des sangsues, en ayant soin toutefois de consulter le pouls.

DEUXIÈME ÉPOQUE (*ou de décroissement*).

» Cette époque, qui succède rapidement à la première, s'annonce par des symptômes moins graves. La période de froid est de peu de durée; celle de réaction constitue presque à elle seule toute la maladie; quelques symptômes changent, quelques autres disparaissent; mais les caractères principaux se rencontrent toujours, c'est-à-dire l'oppression, la soif, les crampes, les vomissements, les déjections alvines et le besoin continuel d'uriner avec impossibilité de le satisfaire; le visage est moins étonné, les yeux sont moins ternes et moins enfoncés dans les orbites; si la maladie marche vers la guérison ces symptômes diminuent peu à peu d'intensité; si elle s'aggrave il survient du délire, la langue devient sèche et noire, les évacuations alvines sont involontaires, on rencontre enfin tous les symptômes de la fièvre typhoïde grave.

» Nous ne parlerons pas du traitement de cette variété de la maladie, il est spécialement du ressort du médecin. »

On le voit, c'est toujours la même manière de considérer la maladie; ce sont, à peu de chose près, les mêmes moyens à lui opposer. Et, en effet, il n'est pas possible qu'il en soit autrement; car bien que la véritable nature du choléra soit encore peu connue, que son mode de propagation soit encore un mystère, toujours est-il que la science s'est trouvée assez souvent en contact avec lui pour qu'elle ait pu discerner parmi les nombreuses méthodes au moyen desquelles on l'a combattu, celles qui ont eu le plus de succès et ont été employées avec le plus d'efficacité.

Tout ce qui vient d'être dit, tout ce qui fait la matière de cet opuscule peut se résumer en quelque mots, qui renferment tout ce qu'il est important de savoir pour ne pas rester dans l'embarras en face d'une maladie qui fait des progrès d'autant plus rapides, qu'on tarde plus longtemps à prendre les précautions pour la combattre.

1° Faire exécuter immédiatement dans chaque localité les prescriptions du Comité consultatif d'hygiène, relativement à la propreté et à la salubrité tant des habitations que de la voie publique.

2° Dès qu'un cas de choléra est signalé et qu'il est constaté par les médecins, mettre en vigueur les mesures qui ont été indiquées dans l'instruction publiée par le même Comité.

3° Aussitôt qu'un individu tombe malade, s'empresser de le réchauffer par les moyens externes et internes indiqués plus haut, puis appeler aussitôt le médecin afin qu'il avise.

4° La maladie n'étant pas contagieuse, rendre aux malades l'énergie et le courage, en leur prodiguant des soins qui leur prouveront qu'ils ne sont pas abandonnés.

5° Se garder de confondre le *choléra* arrivé à sa période de chaleur ou de réaction, avec la *suette* qui se traite par des moyens différents et même opposés.

Telles sont les notions que je crois utile de répandre ; elles sont, je le pense, de nature à calmer les inquiétudes des populations, puisqu'en cas de maladie, elles seront assurées de rencontrer au milieu d'elles des personnes capables de les comprendre et de les appliquer. C'est le moyen que je considère comme le plus efficace d'empêcher le mal de s'étendre, et de mettre promptement un terme à ses ravages. C'est peut-être aussi le meilleur préservatif contre la peur.

Epinal, imprimerie de Pellerin.